PRÉCIS ÉLÉMENTAIRE

DE

POLICE MÉDICALE.

Autres ouvrages de M. le Docteur SAINTE-MARIE, Médecin à Lyon, que l'on trouve chez les mêmes Libraires.

I. Des effets de la Musique sur le corps humain, ouvrage traduit du latin de Joseph-Louis Roger, médecin de l'Université de Montpellier, augmenté d'un discours préliminaire et d'un grand nombre de notes. *Lyon* 1803, in-8.º *Reymann*, libraire, rue St.-Dominique.

II. *De morbis ex imitatione, Dissertatio inauguralis.* Monspelii. *Apud* Izarn et Ricard. 1803, in-8.º et in-4º.

III. Observations pratiques sur les maladies chroniques par Joseph Quarin, premier médecin de l'empereur Joseph II, ouvrage traduit du latin et augmenté de notes. *Paris* 1807, in-8.º *Crochard*, libraire, rue de l'École-de-Médecine.

IV. Observations sur un fait relatif à la vaccine. *Lyon* 1808, in-8.º *Ballanche* père et fils, libraires, aux Halles de la Grenette.

V. Remarques grammaticales. Brochure sans nom d'auteur. *Lyon*, Novembre 1810, in-8.º *Yvernault et Cabin*, libraires, rue St.-Dominique.

VI. Éloge historique de M. Jean-Emmanuel Gilibert, médecin à Lyon. *Lyon*, Novembre 1814, in-4º. Chez les principaux libraires de cette ville.

VII. Dissertation sur la pollution diurne involontaire, par Ernest Wichmann, premier médecin du roi d'Angleterre à Hanovre, traduite du latin et augmentée d'une préface et d'un grand nombre de notes. *Lyon* 1817, in-8.º *Reymann*, libraire, rue St.-Dominique.

VIII. Une séance de l'École d'Enseignement mutuel de Lyon. *Lyon*, Janvier 1819, in-8.º *Targe*, libraire, rue Lafont.

IX. Nouveau Formulaire médical et pharmaceutique. *Paris et Lyon*, 1820, in-8.º — *Rey et Gravier*, libraires, quai des Augustins, N.º 55, à *Paris*. — Cormon et Blanc, libraires, rue Sala, N.º 14, à *Lyon*.

X. Méthode pour guérir les maladies vénériennes invétérées, 2.ᵉ édition, *Paris* 1821, in-8.º *Rey et Gravier*, libraires, quai des Augustins, N.º 55.

PRÉCIS ÉLÉMENTAIRE

DE

POLICE MÉDICALE,

OUVRAGE DESTINÉ AUX ADMINISTRATEURS;

Par ÉTIENNE SAINTE-MARIE,

DOCTEUR EN MÉDECINE DE LA FACULTÉ DE MONTPELLIER, MEMBRE DU CONSEIL DE SALUBRITÉ DE LYON, DE L'ACADÉMIE, DE LA SOCIÉTÉ DE MÉDECINE, ET DU CERCLE LITTÉRAIRE DE LA MÊME VILLE, ETC. ETC.

PREMIER CAHIER. INTRODUCTION.

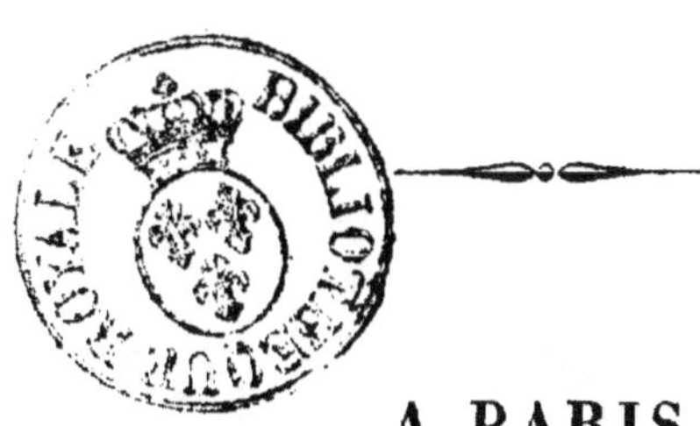

A PARIS,

CHEZ CORMON ET BLANC, RUE MONTMARTRE, N.º 167.
CHEZ REY ET GRAVIER, QUAI DES AUGUSTINS, N.º 55.
CHEZ BAILLIÈRE, RUE DE L'ÉCOLE DE MÉDECINE, N.º 14.

JUILLET 1824.

PRÉCIS ÉLÉMENTAIRE

DE

POLICE MÉDICALE.

INTRODUCTION.

Les sociétés humaines, a dit avec douleur un écrivain célèbre, *sont de vastes infirmeries.* Si cette proposition est généralement vraie, comme tout porte à le croire; si le corps social considéré d'une manière abstraite, et seulement d'un certain côté, s'offre en effet à l'observateur sous cet affligeant aspect, nous sommes vivement intéressés à connaître les moyens de soulagement, qu'un art conservateur, secondé par un Gouvernement paternel, peut opposer aux maux divers rassemblés dans ce lieu commun de souffrance et de misère.

Et tel est le but de la Médecine politique. Cette partie considérable de la Médecine, ou plutôt des sciences médicales, a pour objet la connaissance des rapports qui s'établissent, dans l'intérêt du bien public, entre la Médecine et le Gouvernement. Tous les actes de l'autorité législative, judiciaire et administrative, auxquels le médecin est appelé à concourir, entrent dans les attributions de la Médecine politique.

Si l'adjectif *politique* pouvait offrir ici quelque équivoque, elle cesserait bientôt en le rapportant à sa racine grecque, le mot *polis*, qui signifie ville, cité, réunion de citoyens. L'emploi de cette expression, dans le langage des savans, n'est pas toujours aussi facilement justifié. Qui croirait, par exemple, à moins que l'usage ne l'ait appris, que ces mots, *Arithmétique politique*, indiquent une science qui consiste dans les résultats généraux des données fournies par la statistique ? Je suis tenté d'en dire autant de l'*Économie politique*, dénomination vague et peu exacte, par laquelle on est convenu de désigner la science qui fait connaître le mouvement des richesses dans une nation.

Quoi qu'il en soit des mots, et il me semble que leur valeur, d'après cette courte explication, doit être suffisamment éclaircie et fixée, la Médecine politique se divise en deux branches, la Médecine légale, et la Police médicale.

La Médecine légale ou la Médecine du barreau a pour objet d'éclairer la justice, lorsque celle-ci réclame l'assistance du médecin, sur l'opinion à prendre et le jugement à porter de certains faits et de certains états, soit physiologiques, soit pathologiques, qui ne peuvent être exactement appréciés que par lui. Comme la Médecine légale ne détermine ces états et ces faits qu'en rassemblant, comparant et combinant les signes ou symptômes divers qui les annoncent, on a proposé, et non sans raison, de l'appeler séméiotique légale.

Elle s'applique au droit criminel, au droit civil et au droit canon. Quoique cette expression de *droit canon* soit devenue impropre en France, attendu que les attributions qui lui étaient anciennement attachées, ont été en partie reportées au droit civil, comme à leur source naturelle et primitive, il n'est pas moins vrai, quelle que soit la dénomination plus exacte à employer ici de préférence, que dans les pays où domine la Religion catholique et romaine, le prêtre, dans l'exercice de son ministère, a quelquefois besoin de consulter le médecin, et de s'éclairer par lui.

Pour ne choisir en preuve de mon assertion que des exemples incapables d'être contestés, je citerai l'administration du baptême dans les cas d'un fœtus à deux têtes pour un seul corps, ou à deux corps pour une seule tête ; ou d'un fœtus auquel manquent la plupart des formes humaines ; ou d'un fœtus vivant, mais incorporé dans une môle qui le dérobe presque à la vue ; ou d'un fœtus simplement asphyxié, et qu'on prendrait pour mort, etc. Toutes ces circonstances constituent une série de difficultés et de questions délicates, qui embarrassent pour l'application régulière des pratiques religieuses, et que le médecin éclairé peut seul résoudre convenablement (1).

La Police médicale, seconde division de la Médecine politique, est la science des lois, décrets, arrêtés et réglemens faits ou à faire pour garantir une nombreuse population des maladies qui la menacent, lui assurer dans celle de ces maladies qu'on n'a pu lui faire éviter, les secours les plus prompts et les plus salutaires, l'accroître sans cesse, l'assainir, si je peux parler ainsi, et l'améliorer. On peut voir, d'après cette dé-

---

(1) Qu'on ne dise pas que ces questions ont été déjà résolues. La Physiologie a éprouvé des changemens considérables, et c'est sur-tout à elle, la plus mobile des sciences médicales, qu'il faut appliquer cet axiôme : *Dies diem docet.*

finition , ou plutôt d'après cette description générale du sujet qui nous occupe,
que la Police médicale , abstraction
faite de la part qu'y prend le Gouvernement , renferme trois parties bien
distinctes : 1.º l'Hygiène publique ; 2.º la
Médecine publique ; 3.º la Police de la
Médecine.

L'Hygiène publique embrasse les
moyens de conserver et de préserver ; la
Médecine publique, les soins et les secours dus aux citoyens malades ; et la
Police de la Médecine règle toutes les
parties du service médical, l'instruction, l'emploi, le rang, le salaire, les
récompenses, les punitions , etc. des
divers officiers par lesquels ce service
est exercé.

Remarquons ici, par rapport à l'Hygiène publique, qu'elle se divise naturellement en plusieurs traités particuliers de conservation dont chacun se
rapporte à une classe distincte d'hommes
exécutant un même travail. Nous pos-

sédons déjà l'Hygiène militaire, et l'Hygiène navale. La tendance générale des esprits vers tous les objets utiles, nous porte à croire que nous aurons un jour l'Hygiène des agriculteurs, celle des savans et des gens de lettres dont Tissot n'a tracé qu'une esquisse faible et imparfaite. Tous les genres d'industrie, tous les arts qui font la gloire et la prospérité d'un pays, compteront alors au premier rang de leur littérature, un manuel de conservation pour ceux qui se livrent à des pratiques industrielles (1).

---

(1) Les choses à l'usage de l'homme seront estimées un jour, et prendront leur rang d'après leur utilité. *A quoi cela est-il bon?* disait Rousseau ; et il voulait que cette question *déterminante*, comme il l'appelle, fût sans cesse dans la bouche du maître et de son élève (*Émile*, *Livre III*). Le régime intellectuel de Condorcet était de ne rien penser, de ne rien dire, de ne rien écrire, qui n'eût un but utile (*Éloge de Condorcet par Diannyère*, in-8.º Paris, an VII, pag. 84).

Je reviens à mon sujet. Une autre considération résulte de la description donnée ci-dessus ; c'est que la Police médicale ne peut être établie sur des fondemens solides sans la coopération de trois sortes d'hommes, les uns formant dans l'État une corporation distincte, et les deux autres, exerçant deux pouvoirs différens, dont l'un émane de l'autre. 1.º Le médecin indique, par rapport à la santé publique, les abus à réformer, les améliorations à faire, les pratiques nuisibles à interdire, les institutions utiles à créer, les précautions à prendre contre les maladies susceptibles de communication, les soins à donner aux citoyens qui n'ont pu s'en préserver, etc. etc. etc. 2.º Le législateur juge les vues du médecin d'après des données vastes et générales, qui lui sont fournies par ses propres observations, et par des sciences étrangères à la Médecine : il adopte, change, rectifie ou néglige entièrement ces vues, selon qu'elles lui ont paru conformes ou contraires aux besoins du corps social dans son organisation actuelle; et, au moyen de lois et de décrets, il convertit les résultats de ses déterminations en commandemens absolus, obligatoires pour tous les citoyens. 3.° L'administrateur fait connaître aux habitans du pays qu'il gouverne, au nom du prince, les lois portées dans l'intérêt de leur conservation ; il en interprète et développe l'esprit; il les applique aux circonstances et aux localités ; il veille à ce qu'elles soient ponctuellement exécutées: il en poursuit sévèrement le mépris, la négligence ou l'infraction.

La tâche du médecin n'est pas terminée, lorsqu'il a fourni au législateur le sujet, le canevas, et en quelque sorte la matière des lois relatives à la salubrité publique. Elle recommence lorsque celui-ci daigne le consulter sur le texte des lois à porter , afin que ce texte , dans sa rédaction générale et concise, ne présente ni équivoque, ni obscurité. Il paraît encore, et d'une manière plus sentie, à côté de l'administrateur éclairé, pour diriger les regards paternels de celui-ci vers les endroits où la partie administrée souffre quelques langueurs, pour ordonner et appliquer lui-même les secours dans les établissemens de bienfaisance, et partout, en un mot, où l'intérêt du bien public exige l'appareil de son art ou le conseil de son talent.

On trouvera minutieux, et peut-être même inutile, le soin que je prends d'abord de tout définir, et spécialement de fixer les idées sur ce qu'on doit entendre par Police médicale. Rien cependant n'est plus indispensable lorsqu'il s'agit d'un sujet en quelque sorte nouveau. Une science n'est capable de faire des progrès, qu'autant qu'on a déterminé, par une judicieuse abstraction, le but qu'elle se propose d'atteindre, les objets qu'elle embrasse, les limites où elle s'arrête, et ses points de contact avec les sciences voisines. Sans ces notions générales, et qui doivent servir à coordonner toutes les notions particulières, l'on s'expose à n'avoir que des aperçus vagues, des vues ingénieuses; mais l'on n'aura rien de lié, rien de suivi, ni principes, ni faits généraux, ni théorie, ni doctrine, en un mot point de science.

Un tableau représentant l'état de la Police médicale, chez les peuples anciens et chez les modernes, serait ici naturellement placé. La précision dont je me suis fait une loi, me permet seulement de l'esquisser à grands traits, et d'indiquer d'une manière sommaire les résultats de mes recherches à cet égard.

Il est très-certain, pour les peuples anciens, que leurs médecins, leurs philosophes, leurs législateurs attachèrent plus d'importance aux moyens de prévenir les maladies, qu'à ceux de les guérir ; et il est très-présumable , comme le prétend Hippocrate , que la Médecine commença par l'Hygiène. Les modernes , au contraire , ont entouré l'homme malade des soins les plus intelligens , les plus affectueux ; mais ils semblent avoir un peu négligé les masses vivantes et les moyens de les conserver intactes , ou de les améliorer. Lorsque , en 1794 , sur le rapport de Fourcroy , les écoles de Médecine furent renouvelées en France , une chaire fut consacrée à l'enseignement de l'Hygiène dans l'école de Paris. On ne fit point jouir du même avantage les écoles de Montpellier et de Strasbourg , réorganisées cependant sur le même plan et dans le même temps.

Un voile épais nous dérobe la connaissance des institutions et des pratiques relatives à la salubrité publique , qui furent usitées chez les Indiens , les Chaldéens , et chez les Egyptiens même , dont l'histoire s'est mieux conservée que celle de ces premiers peuples. **Mais** nous trouvons dans l'histoire des Juifs plus de documens propres à satisfaire notre curiosité.

La conservation de la santé publique paraît avoir excité particulièrement la sollicitude du législateur hébreu. **La** loi de Moyse est remarquable par l'extrême attention accordée au régime, duquel sont exclus une foule de quadrupèdes, d'oiseaux et de poissons, par l'interdiction des alliances étrangères, par les fréquentes purifications et ablutions, par la séquestration des individus atteints de maladies contagieuses, et notamment de la lèpre ; enfin, par différentes pratiques dont la circoncision n'est pas la moins importante. Le petit nombre d'alimens dont l'usage était permis aux Juifs, établissait pour eux un régime uniforme, bien propre sans doute à leur conserver, à travers les siècles, la physionomie nationale et primitive, s'il est vrai sur-tout, comme le croit Buffon, que les formes du corps dépendent essentiellement du régime ou de la nourriture, et la pureté du teint plus particulièrement de l'air et des eaux. Cette disposition était singulièrement renforcée par le choix des alliances qui ne pouvaient avoir lieu hors de la nation.

Le savant auteur de l'article *Hygiène* dans l'Encyclopédie méthodique, ne croit pas que le précepte de la circoncision soit fondé sur des raisons de salubrité aussi bien vues et aussi solides. Rien cependant n'est plus facile à soutenir que l'opinion contraire à la sienne. Sans compter le phimosis, les inflammations herpétiques du prépuce, les blennorrhagies du gland, maladies auxquelles sont sur-tout exposés les hommes dont le gland est entièrement recouvert par le prépuce, il est démontré aujourd'hui que les individus ainsi conformés, sont aussi plus sujets que les autres aux cancers de la verge. C'est plus qu'il n'en faut sans doute pour expliquer, à cet égard, la sévérité de la loi judaïque.

Quant à la propreté en quelque façon minutieuse qui était imposée aux Juifs, la sagacité du législateur n'éclate nulle part d'une manière plus remarquable que dans ce commandement. Si le tempérament national des Juifs nous est fidèlement représenté par ces hommes répandus dans la société, plus particulièrement en certaines régions du nord et vers l'extrême orient, et que l'on remarque à la couleur rousse de leur barbe et de leurs cheveux, à leur peau très-blanche, maculée par des éphélides ou taches roussâtres sur-tout au visage et sur le dos des mains, au degré considérable d'animalisation qu'acquièrent en eux tous les fluides sécrétés ou exhalés, et principalement ceux qui le sont par la peau, on reconnaît de suite combien les soins les plus recherchés de la propreté étaient importans pour la nation juive. A ces considérations purement physiologiques, ajoutez une observation triviale, mais qui n'en mérite pas moins d'être rapportée ici ; c'est que les Juifs modernes, en s'incorporant aux tribus européennes, et se relâchant de leurs disciplines religieuses dont ils se montraient autrefois observateurs plus rigides, sont devenus en général, et non pas sans raison, des objets dégoûtans de malpropreté, et que les quartiers affectés à leur habitation, dans les villes d'Allemagne, sont tous remarquables par une excessive puanteur. Je terminerai ce tableau par un dernier trait, l'attention qu'eut Moyse d'identifier avec les sciences religieuses les règles de salubrité qu'il prescrivait aux Juifs. C'est ainsi sans doute qu'il fallait les présenter à ce peuple, pour leur imprimer un caractère plus intime de respect et d'obligation.

L'histoire de la Police médicale, et de l'Hygiène publique chez les Romains,

est loin d'offrir le même intérêt. Remarquons cependant qu'une partie des
fonctions et des devoirs à remplir par
leurs Édiles se rapportait à la salubrité des villes. Leurs autres soins relatifs à la santé publique, sont attestés
par ce grand nombre de bains ouverts
à la multitude, au prix le plus modéré ;
par leurs exercices gymnastiques, qui
furent toujours en grand honneur même
au temps de l'empire où tout dégéné-
rait ; par le petit nombre de leurs repas
et sur-tout leur distribution si bien
calculée d'après les devoirs, les affaires
et les travaux ; par la construction à
grands frais des égoûts, des canaux ,
des aquéducs ; enfin, par leur constante
vénération pour les préceptes de la
Médecine préservative ou prophylac-
tique , vénération qui ne pouvait être
égalée que par leur profond mépris
pour les médecins polypharmaques ,
medici circumforanei , comme ils les
appelaient ironiquement.

Je me hâte d'arriver aux temps modernes (1).

Si l'on excepte les Orientaux, chez lesquels beaucoup de pratiques propres à conserver la santé sont de précepte religieux, ce n'est point, en général, dans la Religion qu'il faut chercher les fondemens des règles hygiéniques observées par les peuples modernes. On trouve plutôt l'histoire de leur Police médicale dans une foule de coutumes ayant acquis la force de lois par un long usage, et transmises par une sorte

----

(1) Si l'on désire des notions plus étendues sur la Police médicale des peuples anciens, il faut consulter l'Encyclopédie méthodique, et le Dictionnaire des Sciences médicales, article *Hygiène*, dont nous avons extrait en grande partie les détails historiques ci-dessus rapportés, sauf les discussions et les observations qui nous sont propres. Les auteurs de cet article avaient eux-mêmes puisé ces faits historiques dans le grand ouvrage de J. P. Frank, sur la Police médicale, où ils sont exposés plus longuement encore, et avec plus d'intérêt. Ils n'y sont point rassemblés dans un chapitre spécial destiné à faire connaître l'histoire de l'art; mais il faut les chercher dans les nombreux volumes de cet ouvrage, où ils sont épars et confondus avec d'autres matières.

de tradition pratique, d'une génération à une autre; dans ces nombreuses institutions inconnues aux anciens et si célèbres, de nos jours, sous les noms de Lazarets, d'Hôpitaux, d'Hospices, de Dispensaires, d'OEuvres de bienfaisance, etc.; dans les actes d'une administration vigilante, et habile à interpréter les lois qui intéressent la vie et la santé des citoyens; enfin, dans le caractère sage et réfléchi de ces mêmes lois qui ne deviennent telles, c'est-à-dire, un ordre absolu de faire ou de ne pas faire, qu'après avoir été longuement méditées, mûries et discutées, offrant ainsi à la raison toutes les garanties désirables dans un siècle où elle désire en effet beaucoup, puisque l'esprit dominant des temps modernes est sur-tout l'esprit de doute, de recherche, d'examen, d'analyse et de méthode.

Cependant quelques usages de salubrité publique se rapportent encore aux disciplines de l'Eglise, qui en consacre

l'observation par son imposante autorité. Je n'en citerai qu'un, la diète
quadragésimale, à laquelle les médecins
éclairés de tous les temps n'ont cessé
d'applaudir, même en ne la considérant, comme je le fais ici, par une
abstraction conforme à mon sujet, que
sous le point de vue hygiénique et médical. Quoi de plus propre en effet que
ce régime suivi pendant six à sept se-
maines, et soutenu par des abstinences,
des privations de toute espèce, des con-
templations toutes mystiques, à mo-
dérer une hématose trop active, et à prévenir les maux graves qui proviennent
de la pléthore sanguine! Mais serait-il
vrai que cette institution religieuse,
si respectable par la source dont elle
émane, si favorable d'ailleurs à la conservation des individus, aurait encore,
d'une manière moins directe, une utile
influence sur l'accroissement de la population? On croit avoir observé, dans
les pays soumis aux rites de l'Eglise

romaine, que le nombre des naissances
est comparativement plus grand dans
le mois de novembre et au commencement de décembre, que dans les autres
mois de l'année. Cette fécondation ,
plus active en février et mars, qu'on
serait tenté , au premier aspect, d'attribuer aux approches et à l'influence
secrète du printemps, saison affectée
au développement des germes dans la
nature entière, ne se remarque pas
dans les pays attachés aux pratiques
d'une autre communion. Le printemps
n'explique donc point l'effet observé ,
et il faut en chercher une autre cause.
La plus probable est cette grande consommation d'huile et de poisson que
l'on fait pendant le Carême. Ces deux
substances, très-animalisées, très-nour-
rissantes , forment beaucoup de se-
mence. Et de plus le poisson , retiré
d'un élément qui est un singulier agent
dans la production des phénomènes
électriques, acquiert, au moment du

frai, et dans d'autres circonstances encore mal appréciées, des qualités âcres,
délétères, et passe avec raison pour
stimulant et aphrodisiaque (1). Une
observation deMontesquieu semble con-
firmer notre explication. Je transcris
ce passage ; il est trop remarquable
pour n'être pas rapporté en entier :
« Dans les ports de mer, où les hommes
s'exposent à mille dangers, et vont
vivre ou mourir dans des climats re-
culés, il y a moins d'hommes que de

---

(1) Voici ce qu'a écrit un grand observateur de
la nature vivante : L'eau froide prise intérieurement
a pour l'ordinaire une action tonique. On sait que
les bains froids ont la même vertu ; mais ce n'est
pas uniquement à cause de la réaction que le froid
détermine dans l'une et dans l'autre circonstance.
Plusieurs observations dont je ne puis encore donner
les résultats, m'autorisent à penser qu'il s'opère,
soit dans l'intérieur, soit à la surface du corps, une
décomposition du fluide, qui cède une portion considérable de son oxigène, et presque tout son hy-
drogène en nature. De-là vient aussi vraisemblable-
ment que les bains tièdes eux-mêmes agissent souvent
comme des toniques directs.

femmes ; cependant on y voit plus d'enfans qu'ailleurs : cela vient de la faci-
lité de la subsistance. Peut-être même
que les parties huileuses du poisson
sont plus propres à fournir cette matière qui sert à la génération. Ce serait
la cause de ce nombre infini de peuple
qui est au Japon et à la Chine, où l'on
ne vit que de poisson. Si cela était,
de certaines règles monastiques, qui
obligent de vivre de poisson, seraient
contraires à l'esprit du législateur
même » (1). Rien de plus juste que
cette remarque de Montesquieu. La
population qui borde le littoral des différens pays, m'a toujours offert un aspect particulier , comparée sur-tout à
celle qui est répandue dans l'intérieur
des terres. Celle-ci semble rare et comme
dispersée ; l'autre, au contraire, paraît
à la fois plus nombreuse , plus pressée,
plus vive et plus bruyante.

____

(1) De l'Esprit des lois, *Livre XXIII, Chap. XIII.*

(24)

A cette histoire générale des institutions consacrées à la Police médicale
chez les différens peuples, doit naturellement succéder son histoire littéraire, c'est-à-dire, l'exposé, par ordre
de temps, des divers ouvrages dont
elle a été le sujet. L'indication de ces
écrits sera courte et facile à faire, attendu que la Police médicale n'a pris
rang parmi les sciences que depuis
cinquante ans au plus. Jusqu'alors elle
avait été confondue avec la Médecine
légale ; ou les auteurs qui en faisaient
une doctrine à part, n'en traitaient,
dans le même ouvrage, qu'après cette
dernière, et d'une manière tout-à-fait
incomplète et superficielle. Elle est
même si peu connue aujourd'hui, que
beaucoup de médecins, instruits d'ailleurs, à qui l'on parle de Police médicale, n'entendent par cette expression
que l'ensemble des lois auxquelles il faut
se conformer pour étudier l'art de guérir et l'exerce régulièrement. Ce n'est-là

précisément que la Police de la Médecine, partie et très-petite partie de la
vaste science qui nous occupe.

Dans quelques principautés de l'Europe, les notions sur la Police médicale sont encore plus bornées s'il est
possible ; elle se réduit à quelques ordonnances du prince contre le débit
des remèdes secrets et l'exercice des
charlatans ; ordonnances profondément
oubliées d'ailleurs, et qu'on exhume à
peine tous les vingt ans, à l'occasion
de quelque grande catastrophe , des
greffes poudreux où elles reposent dans
les chancelleries. Ailleurs, c'est encore
pis : le législateur imprévoyant , ou
distrait par d'autres soins , n'a rien
imaginé, rien prescrit; et, lorsqu'un
fléau destructeur ravage une province,
c'est à l'administrateur à créer de lui-
même , selon son intelligence et son
zèle, tous les secours , à improviser
toutes les mesures qu'il dépend de lui
d'opposer à ses progrès.

Comment se fait - il donc qu'une science si utile, branche importante de cette police générale qui veille à la sûreté des empires, dont la prééminence sur la médecine proprement dite est incontestable puisqu'elle cherche plutôt à prévenir les maladies qu'à les guérir, et qu'elle veille non pas seulement à la conservation des hommes pris individuellement, mais à celle des classes, des grandes réunions, dont l'ensemble représente, pour ainsi dire, les organes du corps social; qui prend connaissance avec une tendre inquiétude de tous les objets à l'usage de l'homme pour en déterminer l'utilité physique, de tous ses besoins pour régler la manière de les satisfaire sans nuire à la santé; comment se fait-il qu'une science appelée à de si hautes destinées par la progression toujours croissante des lumières, si digne de nos vœux, de nos hommages et de notre admiration, ait langui si long-temps dans un déplorable oubli?

La réponse à cette question est facile; mais on ne peut la faire sans
quelque amertume. On est porté à
croire que l'homme méprise son bonheur, quand on examine les objets de
ses choix et de ses préférences, soit dans
ses études , soit dans ses affections.
Les arts frivoles ou destructeurs, plus
fiers, plus brillans , plus hardis , ont
toujours pris l'avantage sur les arts
utiles , plus humbles , plus simples,
plus modestes, et il a fallu un état
avancé des sociétés pour comprendre
enfin ce que vaut un homme : que de
soins, que de peines il coûte avant de
devenir un membre utile de la grande
famille , et combien il importe de le
conserver ! La Police médicale serait-
elle exposée à se perfectionner si tard,
parce qu'elle existe moins par elle-
même que par une foule d'arts et de
sciences dont elle est le résultat et le
produit ?

Les esprits philanthropiques ont peut-être aussi reçu l'éveil de la *Statistique*, science également nouvelle, mais dont l'introduction dans les études a précédé d'un quart de siècle au moins l'enseignement de l'Hygiène publique et de la Police médicale (1). Ils ont dû gémir, en voyant, par les recherches de la Statistique, qu'avec de plus grands moyens d'aisance et de prospérité, la population était généralement restée stationnaire en Europe, et que même

---

(1) La *Statistique* est une science qui a pour but de faire connaître systématiquement la nature et la somme des forces vivantes d'un état, d'en découvrir les ressources et les moyens de prospérité au physique et au moral. C'est une science dynamique, ou qui consiste dans un dénombrement de forces. Elle fut enseignée pour la première fois à Gœttingue, vers 1750, par Godefroy Achenwall, qui en est regardé comme le créateur. Il l'appela *Science de l'état* (*Scientia statistica*). Il me semble que l'inventeur n'a pas tiré tout le parti possible du mot créé par lui, et qu'on peut trouver une définition plus précise dans le mot lui-même : *statistique*; c'est-à-dire, état de l'état : *Status statûs.*

dans quelques états elle avait éprouvé un décroissement sensible.

Tous ces avertissemens, arrivés de plusieurs côtés, frappèrent plus les bons esprits que l'autorité supérieure : et les divers gouvernemens par lesquels nous avons passé depuis 35 ans, ont fait peu de chose pour favoriser l'enseignement de la Police médicale, et répandre le goût de son étude. Le premier cours régulier de cette science qu'on ait fait en France, est dû au professeur Prunelle; il eut lieu en 1812 dans la Faculté de Médecine de Montpellier. Ce cours fut repris tous les deux ans, jusqu'à l'époque où ce savant professeur quitta une école dans laquelle il a laissé de longs regrets, les plus honorables souvenirs, et la mémoire d'importans services. Il a fait connaître le plan qu'il avait adopté pour l'enseignement de cette science, à la suite d'un excellent discours, l'un des meilleurs morceaux de philosophie médicale que

je connaisse, qui sert d'introduction à
la *Revue médicale*, et qui a pour titre :
*Influence de la Médecine sur la popula-
tion des États* (1).

Après ce discours et l'exposition qui
le suit; après l'article *Hygiène* du dictionnaire des Sciences médicales, reproduit presque entièrement de l'Encyclopédie méthodique; après les articles
Hygiène navale ou *hydrographique*, et
Hygiène militaire du même Dictionnaire, dus, le premier, à M. Keraudren,
et le second, à M. Vaidy, mémoires
qui ont tous un rapport plus ou moins
direct à la Police médicale, je ne connais en France aucune publication remarquable dont elle ait lieu de se glo-
rifier. Je ne parle pas des dissertations
particulières dont quelques-unes de ses
parties ont fait le sujet : nous avons
en ce genre mieux que l'abondance ,
nous sommes riches.

____

(1) *Voyez* le premier cahier de ce Journal. *Janvier*
1820.

Cette science est encore moins avancée chez les Anglais et les Italiens que parmi nous. Les Allemands, au contraire, sont leurs maîtres et les nôtres dans cette partie de la Médecine; ils possèdent des institutions et des établissemens de salubrité publique, supérieurs à tout ce que nous pouvons leur opposer en ce genre; ils en possèdent même dont nous n'avons point en France l'équivalent. Une foule de lois, de décrets, de statuts, de réglemens et d'ordonnances, atteste la sollicitude et la prévoyance de leurs gouvernemens pour tous les accidens et toutes les calamités qui menacent la vie et la santé des citoyens. Enfin, leur littérature médicale est encore, dans cette espèce d'écrits, la seule qu'on puisse citer avec éloge.

L'un de leurs plus célèbres médecins dans le demi-siècle qui vient de s'écouler, Jean-Pierre Frank, a publié un

système complet de Police médicale
(*System einer vollstaendigen medici-*
nischen Polizei), en 6 gros volumes
in-8°. Les quatre premiers volumes parurent à Manheim : le tome I.er en 1779,
le tome II en 1780 ; le troisième en 1783,
et le quatrième en 1789. Le 5.e volume
parut à Tubingue en 1811, et le 6.e et
dernier à Vienne en 1817. Cet Ouvrage
a été lu avec avidité dans tout le Nord ;
et il est peut-être le plus beau titre de
gloire dont l'auteur puisse se prévaloir
auprès de la postérité. On en attend
avec impatience la traduction française,
promise et annoncée depuis long-temps
par M.r le docteur Jourdan, qui a déjà
fait de la langue allemande dans la
nôtre, tant d'importations du plus haut
intérêt. Je ne sais point l'allemand, et
je n'ai point eu le plaisir de lire cet
Ouvrage dans l'original ; mais une traduction italienne, très-estimée, et dont
il a paru jusqu'à présent onze vo-

lumes in-8.º, que j'ai sous les yeux,
m'a permis de le connaître et de le
juger (1).

C'est un immense recueil de lois et
d'ordonnances ramassées dans toutes
les législations du monde, soit anciennes, soit modernes. L'on dirait qu'il
a pris à cet égard Montesquieu pour
modèle. Il a peut-être un peu mérité
le reproche qu'on a fait à cet illustre
publiciste, d'avoir puisé son érudition
par-tout, et souvent avec peu de critique et de discernement, et d'avoir
quelquefois montré trop de respect
pour les institutions absurdes des nations barbares, ou des peuples encore
enfans et vivant, sous des chefs absolus, dans un état de tutelle politique.

Cependant une foule de vues utiles,
concernant la santé publique, y sont
recueillies, exposées avec beaucoup

______

(1) Sistema completo di Polizia medica di G.P. Frank,
Traduz. dal Tedesco. *Milano*, 1807 - 1817, 11 volumes in-8º.

d'art et parfaitement jugées ; comparées à d'autres pratiques moins utiles , suivies en d'autres temps et sous d'autres gouvernemens , elles y sont souvent le sujet d'intéressantes discussions et de savans commentaires. Cet ouvrage est le traité le plus complet de Police médicale que l'on possède jusqu'à ce jour. Aucune partie de cette vaste science n'y est omise ; aucune n'y est traitée légèrement. A présent, voici les défauts qu'on peut reprocher à l'auteur; et quelques-uns de ces défauts sont moins les siens que ceux des temps où il écrivait.

Publié par livraisons, qui se sont succédées à de longs intervalles , dans une période de 38 ans , on peutdire de ce traité ce qu'on a dit de l'*Epitome* , autre livre très-important de Frank , qui a paru successivement aussi et par parties, que l'ouvrage avait vieilli avant d'être achevé. L'auteur s'est trop livré ensuite à la richesse naturelle de son sujet. Il a tout dit ; tout y est exposé et décrit avec une fatigante prolixité : et, dans une question aussi vaste, il y avait plus de mérite à resserrer ses moyens qu'à les étendre.

Pour donner un exemple de ces longueurs, je prends un volume au hasard ; c'est le 8.ᵉ de la traduction italienne, formant un grand in-8.º de 365 pages, *petit texte*. Qui pourrait croire que ce volume traite seulement des accidens imprévus, qui arrivent la plupart sur la voie publique ? Au lieu de grouper des effets semblables, autour de causes différentes et très-multipliées, qu'il suffisait d'indiquer, ce qui eût épargné les détails et les répétitions, l'auteur a énuméré avec le plus grand soin toutes les causes possibles d'un accident, espérant sans doute éclairer davantage l'administration ; tandis que, en suivant l'autre marche, il l'eût fait également et d'une manière à la fois plus frappante et plus précise.

3.

Suivons un instant l'auteur afin de le connaître mieux.

Ecroulement des vieux murs, des bâtimens ruinés, des échafaudages, des maisons en construction ; éboulement de terrain ; chûte des enseignes mal assujéties au-dessus des boutiques, des vases de fleurs et des autres ornemens placés sur le devant des croisées ; écrasement des piétons sous les roues des voitures, etc. ; morts arrivées dans les rues, et causées par le froid, la faim, l'ivrognerie, le duel, le suicide, l'assassinat, le poison, les vapeurs délétères, etc. ; immersion involontaire dans des fleuves, des rivières, des torrens profonds, par le défaut et le mauvais entretien des ponts, des parapets, des digues, des chaussées, des rives, des glacis, etc.; jeux et amusemens que l'on tolère en certains pays dans les rues et sur les places publiques, tels que les exercices des funambules, les jeux de boule, de palet, etc.; trem-

blemens de terre , inondations , mé-
téores dangereux , tels que le tonnerre,
ces vents impétueux qui enlèvent les
toits des maisons et déracinent les
arbres , ces grêles extraordinaires dont
les grêlons énormes blessent les hommes
et les bestiaux ; usages et coutumes tels
que nos charivaris en France , les com-
bats de taureaux en Espagne, les sa-
turnales du bas peuple aux fêtes de
Noël et au Jour-de-l'an , en Hollande
et en Suisse ; pendant les jours gras,
à Rome et à Venise , les explosions
des armes à feu , boîtes et pétards dans
les rues ; les promenades et bruits noc-
turnes usités en Italie , se prolongeant
jusqu'à deux heures du matin , et pri-
vant ainsi d'un sommeil réparateur les
artisans laborieux , les femmes enceintes, les vieillards , les infirmes, les malades , les personnes délicates et valé-
tudinaires, etc. ; les incendies , et sur-
tout ceux des magasins à poudre , les
malheurs produits par les ventes illicites

et la contrebande de la poudre à canon, etc.; les accidens causés par les
bêtes féroces mal muselées, ou échap-
pées des ménageries ambulantes, par
des bœufs furieux sortant des tueries ;
par des chevaux fougueux, ou qui ont
pris le mors aux dents ; par des animaux venimeux comme le serpent; par
des loups affamés, errant en hiver autour des habitations ; par les chiens
enragés, etc. etc. etc. Tels sont, non
pas tous les sujets, mais les sujets principaux que l'auteur a rassemblés dans
cette partie de son travail. Et si l'on
ajoute à cet exposé la description des
accidens selon les différentes circonstances dans lesquelles ils ont lieu, l'indication générale des moyens propres
à y remédier, et des mesures adminis-
tratives à prendre pour les prévenir,
le texte des lois et des réglemens qui
leur sont relatifs dans les divers états
de l'Europe, la comparaison et la dis-
cussion des avantages et des inconvé-

niens attachés à ces réglemens et à ces lois, les changemens à y faire pour les rendre d'une utilité plus générale, plus conformes aux besoins, aux circonstances, aux localités, l'on aura sans doute une idée du plan adopté par Frank, mais l'on ne possèdera encore qu'une table analytique fort incomplète de tous les objets qu'il a embrassés dans cette seule partie de son livre.

Ce que l'auteur a écrit sur le mariage des prêtres catholiques, et sur les réformes à faire sous ce rapport dans la discipline ecclésiastique, est aussi mal vu que mal exposé. Comment se fait-il que Frank, demeurant à Bruchsal, et jouissant d'un traitement fort honnête comme médecin de l'évêque de Spire, lorsqu'il publia la partie de son ouvrage où est exprimé le conseil de cette étrange innovation, n'ait pas senti ou bien ait méprisé à ce point les convenances que sa charge lui imposait? Cette opinion hardie fut sans doute la cause qui fit prohiber la vente de son livre dans tous les états de la maison d'Autriche; et cette prohibition est d'autant plus remarquable qu'elle eut lieu sous le règne de Joseph II, prince modéré, tolérant, incapable de s'irriter d'une proposition peu orthodoxe, faite avec simplicité et bonne foi, et qui d'ailleurs avait pris lui-même bien d'autres libertés avec la cour de Rome.

Frank n'est pas plus heureux, lorsqu'il conseille aux gouvernemens, pour ranimer la population languissante des États, de favoriser les mariages des militaires. Rien de plus mal vu : il est constant que les soldats mariés sont les plus mauvais soldats d'une armée, et que rien n'est plus contraire que le mariage aux dispositions d'ame exigées par leur profession. Les habitudes de la famille et de la vie domestique leur inspirent la crainte du danger et le goût d'une existence paisible. On remarque déjà que les officiers mariés sont moins propres à un commandement actif et hardi , dans les camps et sur les champs de bataille , que les officiers célibataires.

Il serait trop long sans doute de suivre Frank dans toutes les vues hasardées ou fausses qu'il a exposées. Terminons cette critique par une observation générale , qui s'applique dans son ouvrage à un plus grand nombre de faits et de théories.

Frank était demeuré trop étranger aux progrès des sciences physiques et naturelles , pour écrire un bon traité de Police médicale, où l'usage de ces sciences revient à chaque instant , où l'on ne saurait faire un pas sans être assisté par elles. D'ailleurs, ces sciences étaient trop imparfaites à l'époque où la majeure partie de son ouvrage a paru pour l'éclairer suffisamment dans tous les détails où leur application devenait nécessaire. Je n'en rapporterai qu'un exemple, qui mettra dans le cas de juger tous les autres.

La théorie du *vestitus* exposée par Frank devait être fausse ou incomplète, attendu que la valeur et l'utilité des vêtemens, par rapport à la chaleur qui en résulte, n'a été bien connue que depuis les belles expériences du comte de Rumfort. La principale gloire de ce savant, qu'on pourrait encore citer comme administrateur, reste attachée à ses recherches de Physique et de Chimie. Il est le premier qui ait eu des notions justes et précises sur la nature de la chaleur et de la lumière, et sur les lois de leur propagation. Il compara la chaleur des divers vêtemens ; et il arriva à ces résultats généraux dont le premier était déjà connu : que la chaleur n'est point absolue ; qu'elle n'est de la part des vêtemens, que la propriété de retenir celle qui s'exhale de notre corps, et d'en empêcher la dissipation ; que le principal cohibant de la chaleur c'est l'air retenu entre les fibres des substances, et que celles-ci fournissent des vêtemens d'autant plus chauds, qu'elles retiennent davantage l'air échauffé par le corps. C'est exactement la théorie des fourrures dont la nature a pourvu les animaux des pays froids. Or, rien de semblable n'a été exprimé ni même entrevu par Frank.

Avant que cet auteur prît la plume pour élever à la science ce beau monument, qui restera dans la mémoire des hommes malgré ses nombreuses imperfections, peu d'ouvrages sur la Police médicale avaient paru en Allemagne. Voici les auteurs et les livres en ce genre qui sont arrivés à ma connaissance : Rauen, sur la nécessité d'un réglement de Police médicale dans un État, en allemand, *Ulm* 1764; Arnold, de la suppression et de la réforme des choses contraires à la santé publique, dissertation en latin, *Leipsick* 1771;

Liebing , des changemens et réformes à faire dans les pratiques et les institutions qui nuisent à la santé des citoyens, dissertation en latin , *Leipsick* 1771 ; Baumer , fondemens de Police médicale, en latin, *Francfort* et *Leipsick* 1777. Professeur à Giessen , l'auteur publia cette brochure de 200 pages in-8.° pour l'usage de ses élèves. Ce manuel très-précis, uniquement destiné à ses leçons , ne peut se passer d'éclaircissemens et de commentaires. Enfin , un ouvrage plus remarquable que tous ceux dont nous avons parlé , est celui de Sussmilch, pasteur protestant, écrit en langue allemande, et dont on peut traduire ainsi le titre en français : *L'ordre de la divine Providence , manifesté par les naissances, les décès , et l'accroissement de l'espèce humaine.* Cet ouvrage est rempli de recherches sur la population de l'Europe, et particulièrement sur celle des états allemands du roi de Prusse. L'auteur jette souvent la faux dans le champ de la Police médicale, et il passe pour avoir supérieurement traité la question du luxe considéré comme cause de maladies et de dépopulation.

Frank avait donné l'éveil et le mouvement aux esprits : dès que les premiers volumes de ce bel ouvrage eurent paru, un grand nombre de médecins allemands, frappés du vaste horizon qu'il avait découvert, autant que de la richesse et de la fécondité du sol sur lequel il était entré, firent de la Police médicale le sujet de leurs recherches et de leurs études. Alors parurent sur cette science des traités et des dissertations de Metzger, Elsner, Hebenstreit, Husty, Schmidtmann, Scherf, Schraud, Bucholz, Pyl, etc. ; tous écrits en allemand, hors celui de Schraud publié en latin à Pest dans l'année 1795, et qui n'est qu'un petit recueil d'aphorismes.

Quelques ouvrages qui ont paru à

une époque plus rapprochée de nous
sont dignes d'une attention particulière :
nous en indiquerons quelques-uns. On
estime beaucoup un volume, petit in-
8.°, *Dresde* 1806, par Frédéric-Auguste
Röber, et qui a pour titre : *De l'inté-
rét que l'État doit prendre à la santé des
citoyens.* Les *Annuaires de Police médicale pour la Bavière*, par Héberl et
Jacobi, *Landshut* 1810 , jouissent aussi
d'une estime méritée. Augustin, professeur de Médecine militaire au Col-
lége royal de Chirurgie de Berlin, a
publié, sous la forme de Dictionnaire,
la *Constitution médicinale de la Prusse*,
ou *Recueil complet de toutes les lois ,
ordonnances et établissemens concernant
l'exercice de la Médecine, et la Police
médicale dans les États prussiens*, 2 vol.
in-8.° , *Potsdam* 1818. Le même avait
déjà publié à Berlin, en 1804, des *Ar-
chives de Médecine politique*, 3 vol. in-8°.
L'un des ouvrages les plus considérables en ce genre est celui de Kopp

(Jean-Henri) : *Annuaire de Médecine politique*, 11 vol. in-8.°, *Francfort-sur-le-Mein* 1808. Les deux derniers volumes ont paru dans la même ville en 1819. Il faut citer encore l'*Esquisse d'une bibliothèque de Médecine politique*, par Chrétien-Frédéric Daniel fils : c'est un catalogue des livres qu'on a écrits sur la Police médicale, et la Médecine légale, jusqu'à l'année 1784, *Halle* 1784, in-8.°, en allemand ; l'*Annuaire critique de Médecine politique pour le* 19.*e siècle*, publié par Knape et Hecker, *Berlin* 1806, 3 volumes ; enfin, l'*Annuaire de santé pour l'Autriche*, publié sous la forme de journal in-8.°, et faisant suite au recueil des lois sur la Police médicale dans les États autrichiens, qui parut, il y a près de 20 ans, en 3 vol. in-12. Si je n'ai pas cité tous les ouvrages remarquables en ce genre, j'espère au moins avoir indiqué les principaux, ceux que l'on trouve sur les tablettes des bibliothèques formées avec le plus de discernement et de goût, ceux qui méritent, ainsi que leurs auteurs, une distinction particulière.

Il ne me reste plus, pour terminer cette exposition, que de faire connaître la plan d'après lequel j'ai disposé mon sujet. L'on a déjà un certain aperçu des vues immenses qu'il embrasse ; et l'on peut juger d'avance que cette partie de mon travail n'était ni la moins importante à décrire, ni la plus facile à exécuter.

La division adoptée par le professeur Prunelle, et qu'il a publiée dans la *Revue médicale* (janvier 1818), peu différente de celle qu'il avait d'abord tracée dans le programme de ses cours pour l'année 1812 (1), est certainement la plus philosophique qu'on puisse imaginer. La manière dont la Police médicale agit sur la population des états, est le point de vue d'où l'auteur envisage

---

(1) Demi-feuille in-4°. *Montpellier*, Martel, 1812.

son sujet. Il distingue deux manières d'agir en ce sens exercées par la Police médicale. 1.er Mode d'action. De la Médecine agissant pour obtenir une population suffisante et robuste. Habitations. Alimens et boissons. Vêtemens. Professions et amusemens publics. Mourans et morts. Exercice public de la Médecine. 2.e Mode d'action. De la Médecine agissant pour combattre les maux dus à l'excès de population. Maladies contagieuses. Secours publics pour les valides. Secours publics pour les malades.

Cette division repose, comme on voit, sur des principes abstraits et métaphysiques. Supérieure à toutes les autres, pour un traité complet, pour un cours public où toutes les parties d'un sujet doivent être approfondies et liées en corps de doctrine, elle convient moins dans un manuel destiné à l'administration. Il faut que la science prenne ici des formes plus usuelles ; il faut qu'elle repose sur des bases plus ostensibles, tombant presque sous les sens, ou du moins plus susceptibles d'une démonstration évidente, plus voisines de l'application ou de la pratique. Je n'ai donc point fait usage d'un plan tracé pour un ouvrage plus profond et plus savant que le mien.

Je n'ai pas profité davantage, et pour d'autres raisons, du plan indiqué par Selle, médecin et professeur à Berlin, dans son *Introduction à l'étude de la Nature et de la Médecine*. Cette division a le grand inconvénient de confondre la Médecine légale avec la Police médicale; je la rapporterai cependant ici, parce qu'elle vient d'un esprit éminemment philosophique, accoutumé à combiner et à généraliser beaucoup d'idées, qui n'a pas craint d'entrer en lice avec Kant lui-même, et qui, dans cette lutte polémique, a quelquefois balancé les puissans avantages de son redoutable adversaire.

1.º Réglemens généraux pour enlever ou affaiblir les causes des maladies. A cet article appartient le soin de procurer un air, des vêtemens, des boissons et des alimens salubres, etc.

2.º Inspection et surveillance à exercer sur le traitement des maladies. On exerce principalement cette surveillance et cette inspection par de bonnes lois relatives aux médecins, aux chirurgiens et aux pharmaciens.

3.º Lois qui favorisent la population. Cet article concerne sur-tout les gens mariés, les femmes enceintes, les nouveau-nés.

4.º Sûreté publique. Connaissance exacte du degré d'influence que le crime peut avoir sur l'état des sociétés ; jugemens à porter sur la mortalité des plaies, etc. ; application des peines et des châtimens, etc.

Frank ne s'est assujéti à aucun plan tracé d'avance. Il a pensé sans doute que faisant de la Police médicale le sujet des études de sa vie entière , et la publication de son ouvrage devant embrasser une longue période d'années, il ne fallait pas se lier par une méthode qui nuirait au libre développement de l'esprit. Ses idées pouvaient avec le temps cesser d'être les mêmes non seulement sur de simples objets de détail, mais encore sur des combinaisons systématiques , tant les sciences sont mobiles et ont une marche progressive, tant le mouvement et les progrès de la science sociale sur-tout sont rapides à de certaines époques, et nous imposent l'obligation de changer une manière de voir qui, au premier moment qu'elle fut conçue , semblait devoir être invariable et durer autant que nous.

Quoique Frank se soit abstenu de diviser son travail en compartimens bien distincts, il a cependant suivi une marche régulière et un certain ordre de distribution qui, s'il n'est pas indiqué d'une manière positive , est néan-

moins facile à découvrir dès la première lecture de son livre. Ainsi, il a
consacré ses premiers volumes à la
population, pour se conformer à ce
précepte du divin Platon : que la nature nous a imprimé un si violent désir
de reproduire notre espèce , que la première loi à porter par un législateur
méthodique et prévoyant doit être relative à cette procréation , et à la con
servation des produits qui en résultent :
et il rattache habilement à cette question générale toutes les questions particulières qui en dépendent, comme
celles du célibat, considéré dans les
diverses conditions de la société; des
mariages prématurés , ou tardifs, ou
que contractent les personnes d'âges
fort différens, les individus infirmes
ou atteints de maux incurables; de la
fécondité dans l'état du mariage ; de
l'éducation à donner aux filles destinées à devenir épouses et mères; de la
grossesse en général, et des soins que

l'État doit prendre des femmes enceintes, accouchées et nourrices ; des
filles-mères, de l'avortement, de l'exposition des nouveau-nés, de l'infan-
ticide ; de l'allaitement et des soins à
donner aux enfans dans le premier âge,
pour leur assurer, pendant le reste de
la vie, un tempérament robuste, une
conformation régulière du corps et des
membres, et un esprit sain ; des nourrices mercenaires ; des hospices ouverts
aux orphelins ; de l'éducation dans le
second âge de l'enfance, des établissemens consacrés à l'instruction publique, des exercices gymnastiques qu'il
conviendrait d'y introduire, etc. etc. etc.

On voit, d'après ce court exposé,
que la plupart des considérations im-
portantes, relatives à la population,
y sont rassemblées ; qu'elles naissent
les unes des autres, et s'enchaînent
dans l'ordre de leurs rapports naturels,
c'est-à-dire, selon la succession réelle
des objets qui les déterminent ; que

l'homme y est tour-à-tour considéré dans les actes qui précèdent sa formation, et auxquels il est encore absolument étranger, dans ceux qui y concourent plus immédiatement, dans ceux par lesquels s'opère sa naissance, dans les soins que lui doit l'État, ainsi qu'à l'être intéressant dont il paraît procréé d'une manière plus spéciale ; dans les soins ultérieurs dont il devient de plus en plus le principal objet, à mesure que le développement de ses forces et de ses moyens le rend plus indépendant, et le rapproche davantage de l'époque où la nature l'émancipe pour le livrer à la société. Frank a donc suivi dans les diverses parties de son ouvrage des plans particuliers rigoureusement tracés : il n'a manqué que d'un plan général qui coordonnât tous les autres.

Le professeur Plenk, de Vienne, ce modèle des abréviateurs, qui a passé sa vie à réunir les notions particulières dont se composent les diverses parties de la Médecine, à les classer, et à les réduire en notions générales, en précis élémentaires propres à l'enseignement, le professeur Plenk, dis-je, pourrait être également cité pour le plan qu'il a suivi dans le petit traité de Police médicale, qui fait suite à ses *Élémens de Médecine et de Chirurgie légale*, s'il avait soigné davantage cette partie de son travail. Mais l'ouvrage de Frank, dont la première partie avait alors paru, le découragea, et il ne publia sur la Police médicale qu'un recueil d'aphorismes, comme il le dit lui-même, divisé en 14 sections ou chapitres, et destiné à servir de matière aux leçons d'un professeur dans une école de Médecine, plutôt qu'à étaler les trésors immenses qui forment le fonds de cette vaste et utile science (1).

____

(1) *Mearum etenim partium solummodo est uberrimas hujus scientiœ opes in exiguum apho-*

(57)

Je suivrai une marche moyenne ; je
ne mépriserai point la méthode, convaincu de ses avantages infinis dans
les moindres choses; mais je ne lui ac-
corderai rien non plus qui puisse trop
encadrer l'esprit et borner son horizon.
Le libre développement de la pensée
me paraît plus nécessaire encore que
sa marche régulière dans une science
de nouvelle création, et sur laquelle
on ne possède pas encore des notions
suffisantes.

Certes, une disposition méthodique
est indispensable à toutes les compo-
sitions, et le tissu du discours n'en
acquiert que plus de force et de résis-
tance. Il ne suffit pas que tout se trouve
dans un écrit, il faut encore que tout
y soit à sa place. Mais ce n'est point un
tableau synoptique que je veux tracer

---

*rismorum fasciculum, qui prælectionibus acade-
micis commode inservirent, colligere. Elem. Med.
et Chirurg. for. Viennæ*, Græffer 1781.

ici ; je n'ai pas voulu réunir les objets dans un ordre systématique qui permît d'en voir de suite tous les rapports, d'en saisir rapidement les combinaisons, pour en former plus facilement de nouvelles ; je n'ai pas la prétention de faire un livre où celui qui sait voie d'un coup-d'œil tout ce qu'il a appris, et celui qui ne sait pas encore, tout ce qu'il doit apprendre.

De pareils tableaux, des traités synthétiques exécutés ainsi, appartiennent à une époque avancée d'un art ou d'une science ; et d'ailleurs ils conviennent mieux à des sciences démonstratives. Les doctrines spéculatives ne sont pas aussi facilement ramenées à cette forme d'exposition, à moins que, par une longue pratique des notions qui les composent, on ne soit parvenu à personnifier, si je peux parler ainsi, un grand nombre d'abstractions. J'ai cherché, il est vrai, à faire de la Police médicale une science pratique, une espèce d'art, parce que, présentée de la sorte, elle est d'une utilité plus évidente pour la société. C'est ce qui m'a fait préférer la définition que j'ai donnée à toutes celles qui s'offraient à mon esprit : j'espère que l'expression de Médecine administrative passera un jour dans le langage, et il rendra exactement toutes mes idées à cet égard.

Exact observateur de la précision dont le titre même de cet écrit m'impose l'obligation la plus sévère, j'entrerai pourtant dans quelques détails lorsque j'aurai l'occasion d'exprimer des vues nouvelles, de rectifier d'anciennes vues trop légèrement adoptées, de discuter des paradoxes, ou des opinions qui dominent dans le monde ou dans les écoles, d'indiquer des réformes, des changemens, des améliorations par rapport aux pratiques, coutumes, usages et institutions de localité; car je désire, avant toutes choses, que cet ouvrage soit profitable à mon pays, à

la ville dans laquelle j'ai particulièrement concentré mes plus douces habitudes et mes plus chères affections.
J'ose espérer qu'il ne sera pas consulté
sans quelque avantage par celui qui
tracera quelque jour la Topographie
médicale de Lyon, ouvrage important
à faire, immense par les recherches,
et qui ne promet pas une gloire mé-
diocre au médecin éclairé et laborieux,
capable de l'entreprendre.

Tels sont les principes dans lesquels
j'ai rédigé cet écrit; et telles sont les
raisons qui m'ont fait prendre la plume.
J'ai cru pouvoir comprendre toutes les
notions, tous les détails relatifs à la
Police médicale, en huit cahiers, ou
chapitres, ou mémoires, qui feront
le sujet d'autant de publications sépa-
rées. Je me hâte de faire connaître les
titres ou les sommaires de ces divers
cahiers.

Je traiterai, dans le premier, des
soins à prendre par l'administration

pour conserver la santé des citoyens.
Écarter les causes générales des maladies , soit sporadiques , soit endémi-
ques, soit épidémiques, et conserver
la santé publique, c'est une seule et
même chose. Or , ces causes générales,
sources ordinaires des maladies, sont
l'insalubrité de l'air, des alimens , des
boissons, des habitations ; les affections tristes de l'ame, répandues dans
une grande population à la nouvelle
d'un fléau qui la menace ; les coutumes,
préjugés et pratiques nuisibles ; les em-
piriques tolérés , et la vente de leurs
remèdes permise ; enfin , la contagion
par rapport aux maladies susceptibles
de se communiquer. Tel est précisément
le but que se sont proposé d'atteindre
Arnold et Liebing dans les deux savantes
dissertations que nous avons citées plus
haut. Ces auteurs n'ont pas voulu traiter de la Police médicale en entier , mais
seulement d'une partie , de celle qui
compose pour nous ce premier chapitre.

Hebenstreit, à qui toutes les parties de la Médecine et sur-tout la Médecine légale et la Police médicale doivent de savans traités, a exprimé une opinion conforme à la nôtre : Il ne suffit pas, dit-il, d'indiquer les choses utiles et l'usage convenable qu'il en faut faire pour se bien porter. La Police médicale doit aller plus loin encore. Il est nécessaire qu'elle signale et dénonce à l'autorité tout ce qui s'oppose à la santé publique, toutes les causes de maladies et de mort qui menacent les citoyens (1).

Le second cahier, qui ne sera, pour ainsi dire, qu'une continuation du premier, indiquera les précautions à prendre par l'administration pendant

______

(1) *Non sufficit exhibuisse ea quæ prosunt, et in quorum sincero usu sanitatis tutela consistit; sed opus etiam est, ut è medio tollantur varia sanitatis offendicula, variæque injuriæ ex quibus morborum, ipsiusque mortis causæ nasci possunt.* Anthrop. Forens. sect. I, c. II, §. 31.

le règne des maladies contagieuses ac-
cidentelles, et plus généralement contre
toutes les maladies sporadiques, qui
de leur nature se communiquent par
contact médiat ou immédiat, d'un individu à un autre, telles que la siphilis,
la variole, la gale, cette maladie endé-
mique des prisons, des lazarets, des
hospices où sont élevés les orphelins, etc.
Il nous sera impossible de traiter un
semblable sujet sans examiner d'abord
les questions, si souvent agitées dans
ces derniers temps, de l'infection et de
la contagion.

Les soins à prendre des citoyens
malades seront la matière du troisième
cahier. A cette section se rattache le
bon choix des médecins, chirurgiens,
officiers de santé, pharmaciens, sage-
femmes, herboristes et gardes-malades,
l'inspection à exercer sur les hôpitaux,
l'extension à donner, avec quelques
perfectionnemens à l'œuvre des secours à domicile, plus connue sous les

noms de Dispensaire, de Société de bienfaisance, de Charité maternelle, etc.

Je réserve pour le quatrième cahier les mesures à prendre pour assurer de prompts et d'utiles secours aux individus frappés d'une manière imprévue, et le plus souvent sur la voie publique, d'accidens graves, tels que apoplexie, suffocation, asphyxie, etc. L'on n'a encore bien organisé en ce genre que les secours destinés aux noyés. Il serait peut-être nécessaire d'encourager par des primes et des récompenses ceux qui, ne faisant pas leur état de la Médecine ou de quelqu'une de ses branches, se dévouent par humanité aux individus surpris de la sorte, et leur portent les premiers secours. Il conviendrait aussi, d'un autre côté, de faire des lois qui autorisassent l'administration à poursuivre devant les tribunaux les hommes insensibles, égoïstes qui, témoins de pareils accidens, seraient accusés de s'être éloignés ou d'avoir refusé leur assistance.

Le cinquième cahier sera relatif à la population, aux moyens de l'augmenter, et de la rendre, non pas seulement plus considérable, mais, ce qui importe encore plus à l'Etat, plus saine, plus vigoureuse, plus active, plus capable de créer des produits utiles. Ce sujet touche à des questions délicates d'économie politique. Deux problêmes du plus haut intérêt viennent se ranger ici : nous nous bornerons pour le moment à les énoncer, nous proposant plus tard de les examiner sérieusement, de les discuter, et, s'il est possible, de les résoudre. Serait-il vrai, comme l'a pensé Malthus, que les moyens de subsistance sont bien loin d'être proportionnés pour l'espèce humaine, à ses moyens de reproduction ; que la faculté d'accroissement dans cette espèce équivaut à une duplication qui s'opère tous les 25 ans, c'est-à-dire,

qu'elle suit constamment une progression géométrique qui a le nombre 2
pour exposant, tandis que les moyens
de subsistance, dans les circonstances
les plus favorables à l'industrie humaine, ne peuvent s'accroître que dans
une progression arithmétique; d'où il
résulterait que dans deux siècles la
population serait aux moyens de l'entretenir comme 256 est à 9. C'est au
vice, c'est à la misère que Malthus fait
un appel pour décimer cette population
surabondante qui menace les sociétés
d'une ruine inévitable. Il assimile l'espèce humaine à une vermine éminemment prolifique, et les propres termes
dans lesquels il exprime son opinion,
méritent d'être conservés au moins pour
leur cynisme. « Un homme qui naît,
dit Malthus, dans un monde déjà occupé, si sa famille n'a pas les moyens
de le nourrir, ou si la société n'a pas
besoin de son travail, n'a pas le moindre
droit à réclamer une portion quelconque

de nourriture, et il est réellement de trop sur la terre. Au grand banquet de la Nature, il n'y a point de couvert mis pour lui. La Nature lui commande de s'en aller ; et elle ne tardera pas à mettre elle-même cet ordre à exécution. » Les phrases que nous venons de citer ont été maintenues dans les quatre premières éditions du livre de Malthus ; elles ont disparu de la 5.ᵉ, non que l'auteur eût alors changé d'opinion, mais il les a supprimées, comme il nous l'assure, dans la seule vue de ménager la sensibilité de ses lecteurs ; ce qui est assurément bien poli de la part d'un pareil sophiste.

La seconde question, quoiqu'elle se rapporte d'une manière moins générale à la population, est cependant, dans son intérêt relatif, d'une haute importance. Quelle a été l'influence de la vaccine sur la population ? Tels sont les termes dans lesquels on peut l'exprimer. Le nombre des hommes n'a point sensiblement augmenté en Europe depuis que l'on vaccine. Compter sur cette pratique pour prolonger des guerres sanglantes, pour opposer dans ces luttes abominables des peuples entiers à d'autres peuples, est un calcul inhumain, absurde, et aussi faux que celui de ce guerrier célèbre qui disait en contemplant à Senef le champ de bataille couvert de morts: *Une nuit de Paris réparera tout cela.* Non, certes, une nuit de Paris ne suffit pas ; un marmot d'un jour ne vaut pas un homme de vingt ans. Il faut pour chaque individu qui succombe à cette mort appelée glorieuse une nuit, plus, vingt ans de soins, de dépenses, d'entretien et de consommation improductive.

Je dis que la population est restée à peu près stationnaire en Europe, depuis la découverte et l'emploi de la vaccine; je dis que si les enfans échappent à la petite-vérole, ils succombent plus facilement à d'autres maladies,

qui semblaient auparavant moins générales et moins meurtrières. J'établi-
rai ces faits par des preuves plus claires
que le jour ; et dès ce moment je com-
mence. Une assertion aussi étrange
ressemble aux appels de l'honneur; elle
doit être prouvée de suite ; elle aurait
trop l'air d'une calomnie si l'on différait.

Watt a compulsé, depuis 1783 jusqu'à 1813, les registres mortuaires de
Glascow, qui passent pour être tenus
avec beaucoup de soin, et il s'est assuré, dans cette période de 30 années
dont la moitié au moins appartient à
la vaccine, que la mortalité des enfans
âgés de dix ans est demeurée à peu
près la même, et que les enfans de cet
âge, qui mouraient autrefois de la petite-vérole, étaient morts de la rougeole
ou d'autres maladies propres à l'enfance.
Cette observation répétée à Pavie, et
l'on sait que la vaccination est obliga-
toire dans toute la Lombardie, a donné
le même résultat. On y a vu que la

mortalité avait légèrement diminué dans l'intérieur de la ville, tandis qu'elle avait sensiblement augmenté dans les faubourgs.

Quelle est donc l'utilité réelle de la vaccine ? En peu de mots, la voici : c'est, 1.º de préserver infailliblement de la petite-vérole presque tous les individus auxquels on l'applique ; 2.º de ménager à l'État une population plus agréable à voir, plus nette, si je peux parler ainsi, n'offrant plus ces mutilations, ces fistules opérées par la petite-vérole, qui, outre leur aspect difforme et dégoûtant, diminuent d'autant dans l'exercice des devoirs la capacité ou la mesure des moyens; 3.º enfin, et c'est son principal bienfait, de conserver cette partie intéressante de la population qui aurait succombé dans l'âge adulte à la petite-vérole, ces hommes utiles à l'État qui commencent à réaliser les espérances qu'ils ont données, qui remboursent chaque jour la société des avances qu'elle leur a faites jusqu'alors, enfin qui réintègrent journellement, pour parler le langage des économistes, le capital accumulé qu'ils représentent ; car il faut bien se persuader que cent enfans au berceau, qui consomment sans produire, ne valent pas, dans le calcul des richesses sociales, un seul homme capable de travailler, et donnant lieu tous les jours, par son travail, à des produits utiles. Tous les profits, tous les bénéfices que la société retire de la vaccine sont-là : il n'en faut pas chercher d'autres.

La question des avantages dus à la vaccine est approfondie, et traitée d'une manière plus lumineuse que je n'ai pu le faire, dans l'excellent discours de M. Prunelle, que je ne saurais citer trop souvent et avec trop d'éloges.

Mais faut-il imputer à la vaccine ce caractère plus généralement pernicieux et funeste qu'ont acquis, depuis son introduction, la plupart des maladies

propres à l'enfance, et qui tend à main-
tenir le même cens dans la mortalité ,
à cet âge de la vie ? Je suis porté à le
croire. Il m'a semblé que le système
lymphatique , qui domine tant dans
l'enfance, acquérait par la vaccine , ou
plutôt par la suppression de l'épreuve
organique qui résulte de la petite-vérole naturelle ou inoculée , une débi-
lité relative plus grande qui devient
une cause plus fréquente de phthisies
pulmonaires et mésentériques , de tei-
gnes, de scrofules, de rachitis, etc. etc.

La petite-vérole , maladie éminemment inflammatoire , et sans contredit
la plus inflammatoire de toutes celles
auxquelles l'enfance est sujette , comme
le prouvent à la fois la meilleure méthode de la traiter, généralement adoptée depuis Sydenham , et le danger
plus grand qu'éprouvent les individus
très-sanguins qui en sont atteints dans
l'âge adulte, la petite-vérole serait-elle
dans les vues de la nature un moyen

dont elle se sert pour essayer la force et la durée de son ouvrage ? Serait-elle une réaction du système vasculaire sanguin, et plus particulièrement du système artériel qui contribue tant au travail de l'accroissement, pour contrebalancer l'influence trop active, trop débilitante du système lymphatique ? Enfin, faudrait-il reprendre comme vraie, comme juste, l'opinion ingénieuse et presque oubliée de De Haën, dont je ne connais d'ailleurs aucune réfutation solide et en forme ; opinion fondée sur un grand nombre de faits bien vus qui faisaient croire à ce grand maître que la petite-vérole, la rougeole et d'autres éruptions cutanées, plus particulières à l'enfance qu'aux âges suivans, se rattachaient à un grand travail vasculaire, et avaient pour effet essentiel le développement de vaisseaux non encore existans, ou seulement affaissés sur leurs parois ?

Mr Broussais n'est point partisan

de la vaccine pour les enfans très-lym-
phatiques. Je n'ai rien lu de semblable dans ses ouvrages ; mais plusieurs
de ses élèves m'ont assuré qu'il pro-
fessait cette doctrine dans ses cours
publics.

Je devrais demander grâce pour cette
longue digression : je n'en ferai pourtant rien. J'ai prévenu ceux qui vou-
dront bien me lire, que je m'en permet-
trais quelquefois de semblables dans le
cours de cet écrit ; et j'use, en le com-
mençant, de la liberté que j'ai réclamée
d'avance, et dont je ne puis d'ailleurs
me passer.

Ce chapitre, le plus considérable et
le plus important du travail dans lequel nous nous sommes engagés, comprendra d'abord l'examen des causes
qui nuisent à la population, telles que
le célibat, les émigrations, les guerres
sanglantes, le luxe, les grandes for-
tunes qui ont l'inconvénient de trop
concentrer les moyens d'existence ; les

duels, la prostitution, etc. Elle comprendra ensuite les moyens à prendre pour l'augmenter; et, à cette seconde partie, se rapporteront les facilités qu'un Gouvernement adroit peut et doit donner à l'imigration, sur-tout à celle des manufacturiers et des artisans habiles (1); les permissions à accorder,

---

(1) On ne témoignera pas le même intérêt à un artisan qui ne connaît qu'une branche grossière et bornée d'industrie, et à celui qui apporte une industrie complète; à l'ouvrier, par exemple, qui ne sait faire que des manches de couteau; et à celui qui sait faire le manche et la lame, et qui sait adapter l'un à l'autre. J'ai vu un exemple de cette préférence trop remarquable pour que je sois exposé à l'oublier jamais. J'étais en septembre 1817 dans un des cantons les mieux administrés de la Suisse, plus occupé à observer les mœurs, les usages et les coutumes, qu'à étudier, comme tant d'autres, les sites et les lieux. Deux hommes se présentèrent presque en même temps dans la ville capitale de ce canton, où j'étais alors, avec l'intention d'en essayer le séjour, et de voir s'il pourrait leur convenir. Le premier, que je connaissais personnellement pour avoir été pendant de longues années son médecin, était français, et avait

et les défenses à faire par rapport aux mariages; les soins dont il faut entourer les femmes et les filles enceintes ou accouchées , les enfans nouveau-nés, les nourrices, etc. etc.

Le sixième cahier sera consacré aux mourans et aux morts. Ici se présentent les questions relatives aux testamens, aux inspections des cadavres pour juger si la mort est réelle ou apparente ,

---

exercé à Lyon d'importans emplois dans la judicature. Il apportait de gros capitaux, et une probité irréprochable. On le reçut bien , et j'en fus témoin ; mais sans beaucoup d'empressement et de prévenance. Il en fut autrement du second : Savoyard épais, mais manufacturier habile , et que je connaissais seulement de nom et de réputation. A peine arrivé, il fut comblé de caresses et d'amitiés. Les grands de la ville ne crurent pas déroger à la dignité de leurs charges en allant le voir à son hôtel. Quoiqu'il fût porteur d'un genre d'industrie peu compatible avec les localités, on lui fit les propositions les plus avantageuses pour le retenir, et il était déjà passablement disposé à demeurer , de sorte que les parties furent bientôt d'accord.

naturelle ou l'effet du crime ; aux sépultures, aux cimetières, etc.

Le retard des sépultures est dans la
plupart des familles un calcul de l'or-
gueil pour augmenter leur pompe et
leur éclat : mais il s'y mêle aussi quelque vertu ; et il serait injuste de n'y
pas reconnaître souvent l'expression de
la vraie douleur. Les cœurs froids peuvent seuls hâter les apprêts de ce dernier éloignement. La Physiologie répond
par des considérations directes aux
vœux exprimés à cet égard par toutes
les ames sensibles. La vie n'existe pas
seulement dans les grands systèmes
d'organes où elle s'offre à nous en re-
lief ; mais elle s'exerce aussi dans le
fond de nos tissus par un nombre infini
de mouvemens fibrilaires, et d'actes in-
apercevables autrement que par leurs
effets, qui ne cessent pas tous en même
temps. Il arrive de-là quelquefois que,
lorsqu'on dépose dans le tombeau un
corps qu'on a gardé le temps requis,

la mort est loin d'avoir engourdi de son souffle glacé toutes les fibres que la vie animait d'une manière plus manifeste auparavant. Haller a vu des produits résultant des actes de nutrition et d'accroissement dans des cadavres, plusieurs jours après que la vie générale avait cessé. Il s'est sur-tout assuré de cet effet pour les ongles. Appuyée sur la Physiologie, la Police médicale prend parti pour les inhumations tardives. Elle y trouve le plus sûr moyen de prévenir les erreurs déplorables causées par les morts apparentes. Quintilien lui-même a exprimé une opinion semblable à la nôtre. « A quoi pensez-vous, demande-t-il dans une de ses Déclamations, qu'il faille attribuer ces lenteurs interminables apportées aux apprêts des funérailles, et ces cris déchirans, ces gémissemens lugubres qui accompagnent nos pompes funèbres? Il n'en faut pas chercher d'autre cause que ce grand nombre d'individus qu'on croyait morts, et qu'on a retirés vivans du bûcher (1). »

Dans les certificats de décès que l'autorité exige de nous, je suis aussi favorable que je peux l'être à ce tendre intérêt, exprimé par quelques familles, et qui leur fait désirer de dérober quelques instans de plus à la terre des restes chéris qu'elle va pour jamais engloutir. Je n'en use plus sévèrement que pour les maladies réputées contagieuses, et encore pourrait-on faire, au moyen de précautions que j'indiquerai, une bonne part de celles-ci aux inhumations tardives, dans des vues même de salubrité publique.

Les médecins qui ont porté les secours de leur art dans des villes, dans des provinces ravagées par les diffé-

______

(1) *Undè putatis inventos tardos funerum apparatus? Undè quod exequias planctibus, ploratu magnoque semper inquietamus ululatu? Quàm quod vidimus frequenter post conclamata suprema redeuntes.*

rentes espèces de typhus, par des épidémies meurtrières, s'accordent à dire que l'attouchement des individus qui ont succombé à ces fléaux, soit qu'on exerce cet attouchement pour faire des recherches d'anatomie pathologique, soit qu'il se rapporte simplement à la sépulture et aux derniers devoirs dont les morts sont l'objet, est beaucoup moins dangereux vingt-quatre heures après que la vie a cessé, que quelques heures seulement après la mort. L'on n'a plus guère à craindre, dans le premier cas, que des décompositions cadavériques dont les effets sont alors médiocrement délétères, plus faciles à éviter, et contre lesquels on possède d'ailleurs des préservatifs assurés; tandis que dans le second l'on est exposé aux miasmes même de la maladie qu'exhâle ce reste de vie organique dont j'ai parlé plus haut, miasmes qui conservent encore une partie de leur funeste activité.

Les peines, les châtimens et les supplices usités chez les nations policées,
seront aussi l'objet de nos recherches,
après avoir rapidement examiné d'abord
la grande question qui partage aujour-
d'hui les publicistes, et qui consiste à
déterminer si l'homme a le droit d'in-
fliger la peine de mort à son semblable.
Montesquieu n'a pas jugé à propos de
traiter cette grande question , sans
doute parce qu'il entrait dans son plan
de parler toujours du fait , et de ne jamais discuter le droit. Notre opinion ,
que la vie est la propriété de la nature, qui seule peut en disposer, que
cette propriété sacrée ne saurait être
aliénée par aucune espèce de contrat
ou de transaction , nous mettra dans le
cas d'examiner avec un intérêt particulier , ce qu'on a substitué à la peine
capitale dans les pays où elle a été
supprimée , tels que la Russie et les
États-Unis de l'Amérique. L'humanité
frappée sans outrage et sans violence ,

la société vengée sans avoir à gémir
de sa rigueur, sourient également aux
institutions de la première, qui échan-
gent la peine de mort contre un exil à
perpétuité dans les déserts de la Sibérie.
Mais la nature et la raison murmurent
à la fois contre les lois des États-
Unis, qui condamnent à une réclusion
solitaire les malheureux qui ont mérité
la mort. L'expérience a prouvé, par
rapport à cette affreuse détention, que
l'isolement et le désespoir déterminent
presque constamment, après cinq ou
six ans, l'aliénation mentale, dégrada-
tion honteuse sans doute, mais qui
offre à l'esprit cette leçon générale et
consolante, que l'homme est essentiellement né pour le commerce de ses
semblables ; que l'état de société est le
principe de son bonheur et de sa puis-
sance ; et que l'instinct social est peut-
être encore plus que la raison, encore
plus que la perfectibilité indéfinie, le
caractère distinctif de l'espèce humaine.

La question pour les États-Unis se
réduit donc à savoir si la société, par
rapport à l'homme convaincu de crime
envers elle, a plus de droit à disposer
de sa raison que de sa vie. Mes faibles
lumières me portent à croire que le
pouvoir des magistratures sociales ne
s'étend ni à l'une, ni à l'autre de ces
facultés. Je pense que le problême serait résolu d'une manière satisfaisante,
pour la société outragée qui réclame
une vengeance, pour la nature et la
morale qui l'accordent en y mettant
des bornes et des conditions, si l'on
parvenait à trouver une peine qui, li-
vrant l'homme à la vie sauvage, à un
isolement absolu dans un espace libre,
et, pour ainsi dire, sans terme, lui fît
sentir continuellement qu'il est le plus
esclave des êtres, que son existence est
sans cesse menacée, qu'il dépend de
tout ce qui l'entoure, qu'il n'est pas
libre de manger quand il a faim, de
se reposer quand il est las, de se ré-

chauffer quand il a froid , qu'il court à chaque instant risque de périr, et que la société la plus grossière est encore préférable pour lui à cet état de danger, de fatigue , de dénuement et de privation. Il me semble que l'exil dans d'immenses solitudes, s'il laisse quelque chose de mieux à désirer pour concilier les intérêts divers des parties qui stipulent le traité, remplit au moins les principales conditions de ce grand problème , l'un des plus compliqués et l'un des plus difficiles à résoudre qu'offre la science de la législation.

Le Grand-Duc Léopold, ce modèle non pas seulement des princes, mais encore des bons princes , qui n'avait d'autre luxe que le bonheur de son peuple, pour répéter une heureuse expression du président Dupaty, le Grand-Duc avait aussi supprimé la peine de mort dans ses petits états de Toscane. Le considérant du statut qui ordonne cette suppression , est remarquable par les grandes vues de morale publique qu'il exprime. Ce n'était point par une loi, mais par des ordres qu'il avait aboli la peine capitale. En législateur habile il avait reconnu le principe; mais il avait pensé qu'on ne doit jamais se priver de l'expérience, que rien au monde ne saurait en tenir lieu, et que pour faire une loi de cette importance, il fallait avant tout l'essayer (1).

---

(1) Je ne connais rien de plus solidement pensé, ni de mieux écrit, sur la suppression de la peine de mort, qu'un ouvrage de M.ʳ Vasselin, avocat et docteur de la faculté de droit de Paris, présenté à l'Assemblée nationale, et ayant pour titre : *Théorie des peines capitales, ou abus et dangers de la peine de mort et des tourmens*, in-8.º Paris, Gueffier 1790. Cet ouvrage valut à l'auteur les éloges de Condorcet, dans un recueil périodique que cet écrivain célèbre rédigeait alors, intitulé : *Bibliothèque de l'homme public*, 2.ᵉ année, tome II. *Paris*, Buisson 1791, pag. 225 et suivantes. Le suffrage de Condorcet en de pareilles matières comptait comme la voix de Caton dans le sénat de Rome. M.ʳ Vasselin termine ainsi son ouvrage : « Ne pensons plus qu'à rendre

Si j'en ai le temps, je pousserai plus loin encore ces recherches ; j'examinerai les avantages et les inconvéniens de cette singulière prison, imaginée par Bentham, fameux légiste et publiciste écossais, et dont il communiqua le plan à l'Assemblée constituante sous le nom de *Panopticon;* établissement moral et tout-à-fait philanthropique, bien différent en cela de la prison acoustique, œuvre du plus lâche

---

aux Français leur ancien caractère, que des lois de sang avaient presque entièrement effacé ; essayons ce que peut la douceur sur un peuple doux et sensible, et ne rejetons pas des supplices dont le cœur humain garantit le succès. » L'auteur veut parler des travaux publics, et sur tout des peines infamantes. Il pense comme Voltaire (*Commentaire des délits et des peines*), qu'un homme pendu n'est bon à rien ; que les supplices inventés pour le bien de la société doivent être utiles à la société ; que vingt brigands vigoureux condamnés à travailler aux ouvrages publics toute leur vie, servent l'Etat par leur supplice, et que leur mort ne fait de bien qu'au bourreau, que l'on paye pour tuer les hommes en public.

et du plus ombrageux despotisme, dont l'histoire ou plutôt la tradition attribue l'infâme invention à Denys l'ancien, tyran de Syracuse (1).

Nous réservons le septième cahier pour les épizooties, et il ne sera pas l'un des moins intéressans, si nous avons l'avantage de le remplir avec un talent digne de son sujet. La question relative à la conservation des animaux

____

(1) Cette prison, creusée dans les carrières de Syracuse, avait été construite d'après la forme et le mécanisme de l'organe auditif; aussi l'appelait-on l'*Oreille de Denys*. Tous les sons se réunissaient en un point particulier communiquant à la chambre du tyran, qui, en appliquant l'oreille à ce point, entendait nettement ce qui se disait dans la carrière. C'est ainsi qu'il parvenait à connaître les pensées les plus secrètes des prisonniers qu'on y renfermait, et qu'il frappait avec plus de certitude ses véritables ennemis. Quelques voyageurs modernes prétendent que cet effet d'acoustique a encore lieu aujourd'hui, et que l'écho est si sensible, qu'on y entend distinctement, d'une extrémité de la grotte à l'autre, le déchirement d'une feuille de papier.

domestiques est complexe. Voici les principaux rapports sous lesquels elle se présente à nous :

1.° Les animaux domestiques font une partie considérable de ce qu'on appelle en économie politique un *capital productif*; certainement les bestiaux forment la plus grande partie de ce capital pour un cultivateur. Il est même des pays en Europe dont toute la richesse consiste dans le nombre, l'entretien et l'éducation des troupeaux. C'est sous ce point de vue sans doute que la question s'est offerte à Frank, lorsqu'il a compris, d'une manière expresse, les soins à donner aux animaux domestiques dans sa définition de la Police médicale. Je rapporterai cette définition, que j'ai réservée pour ce passage, quoiqu'elle eût été peut-être plus convenablement placée au commencement de cet écrit, pour servir de terme de comparaison à celle que j'ai cru devoir préférer.

La Police médicale, dit Frank, est un art de conservation, une doctrine qui enseigne à protéger les hommes et les *animaux domestiques* contre les effets nuisibles provenant d'une nombreuse réunion, et à les assurer d'un bien-être corporel durable, de manière qu'ils éprouvent moins de maux physiques, et arrivent le plus tard possible à ce sort commun qui attend tous les êtres organisés.

2.° Nous sommes intéressés à prendre connaissance des maux qui atteignent les espèces domestiques, dans l'intérêt même de notre conservation, et indépendamment de l'utilité relative de ces différentes espèces par rapport à nous. Ainsi, nous sommes exposés à gagner la rage et le charbon par nos communications avec les animaux domestiques affectés de ces redoutables maladies. D'un autre côté, une épidémie qui ravage une espèce peu intéressante, gagne quelquefois des espèces plus pré-

cieuses et plus utiles. L'épidémie catarrhale qui fit périr tant de chats dans
la dernière année du 18.ᵉ siècle, fut le
prélude de la fièvre muqueuse-ataxique,
qui régna épidémiquement l'année sui-
vante à Paris, à Lyon, à Grenoble,
à Montpellier et ailleurs, où elle fit
un si grand nombre de victimes. Déjà
en 1732, selon le rapport de Saillant,
les chevaux furent attaqués d'une maladie catarrhale qui précéda, de quelques mois seulement, l'épidémie du
même genre qui immola tant de personnes à Edimbourg. A une époque
qui n'est pas encore fort éloignée de
nous, en 1776 et 1777, M.ʳ Huzard
a vu une affection catarrhale se pro-
pager successivement des hommes aux
chevaux ; ensuite aux chiens, aux chats
et enfin aux bœufs, s'annonçant dans
chaque espèce par des caractères particuliers et distinctifs.

3.º Lorsque cette philosophie contre
laquelle on a tant déclamé, et qui n'est

cependant, pour en donner ici une définition capable de réunir tous les suf-
frages, que le sentiment de l'humanité
éclairé par la raison, lorsque cette
philosophie, dis-je, ne sera plus con-
centrée dans le cercle des soins et des
devoirs qui sont relatifs à notre espèce;
elle étendra sur la nature entière sa
fervente prière à l'Auteur des êtres;
elle comprendra dans sa bienveillante
attention les soins et les égards dus
aux animaux domestiques, ces utiles
compagnons de notre existence, ces
modestes et laborieux producteurs d'u-
tilité. L'on réprimera, l'on punira par
des lois sévères les traitemens barbares
auxquels ils semblent condamnés. L'on
érigera en principe que les victimes de
l'inhumanité ont un droit sacré au plus
tendre intérêt, quelque rang qu'elles
occupent dans l'échelle de la création.

Allez dans nos tueries. Quel spec-
tacle affreux et digne de pitié vous y
attend ! C'est avec de mauvaises mas-

sues, et par une foule de coups trop faibles ou mal-adroitement assenés, qu'on abat le malheureux bœuf. On le croit mort, et il respire encore ; il n'est qu'étourdi : bientôt il se relève, et il faut l'abattre de nouveau. Cet exercice cruel se répète souvent plusieurs fois. Plus souvent encore, le brutal et impatient boucher se précipite sur sa victime et l'égorge, avant qu'elle soit complètement assommée. Pourquoi n'adopterait-on pas en France le procédé suivi chez un peuple voisin? Après avoir contenu et fixé l'animal par de forts liens, un boucher adroit introduit dans la moelle épinière, et presque à son origine, une lame mince, solide et d'un tranchant subtil, qui en divisant d'un seul coup, ce centre sensitif, fait cesser en un instant indivisible le mouvement et la vie.

Il serait facile de multiplier de pareils tableaux auxquels une habitude contractée dès l'enfance rend la plupart des hommes insensibles. *C'est passe-temps aux mères*, dit Montaigne avec humeur, *de voir un enfant tordre le coup à un poulet et s'ébattre à blesser un chien ou un chat.*

Touché de ces abus convertis en habitude, et qui annoncent une profonde corruption, l'Institut de France proposa en l'an X, pour sujet de prix, cette fameuse question : Jusqu'à quel point les traitemens barbares exercés sur les animaux intéressent-ils la morale publique, et conviendrait-il de faire des lois à cet égard ? Le concours fut fermé en l'an XII ; de nombreux mémoires avaient été envoyés ; l'on était dans l'attente d'un jugement solennel, lorsque l'Institut retira tout-à-coup son programme, laissant aux auteurs la liberté de publier leurs ouvrages. L'on n'a jamais bien connu les raisons qui portèrent cette savante compagnie à en user de la sorte ; l'on crut généralement alors que c'était pour

n'avoir pas la douleur de décerner la
palme académique à un ouvrage très-
remarquable par le talent, mais écrit
dans des vues tout-à-fait opposées à
celles qui avaient fait proposer ce sujet
de composition. Je crois plutôt que l'Institut fut déterminé à cette conduite
par des considérations plus relevées.
Il comprit sans doute que cette question était secondaire et prématurée ;
qu'elle admettait comme résolue une
question d'un plus haut intérêt qui ne
l'était pas encore ; et qu'avant de pro-
voquer des lois pour réprimer les bru-
talités qu'on exerce sur les animaux ,
il fallait en solliciter d'abord pour faire
cesser les violences plus coupables
auxquelles l'homme lui-même est exposé : question délicate et hardie , qui
accusait directement le pouvoir de ces
temps-là, et qu'il était dangereux d'a-
giter après ces guerres d'extermination,
plaies sanglantes dont l'humanité souffre encore, et au milieu de ces prépara-

tifs hostiles qui présageaient au monde
de nouveaux désastres et de plus écla-
tantes calamités (1).

---

(1) La chasse elle - même, cet amusement qu'on
appelle innocent, ne soutiendrait pas, sous ce rapport, un examen un peu sévère. Rien de plus légi-
time que la chasse, lorsqu'elle a pour but la destruc-
tion des animaux malfaisans, qui nuisent aux récoltes,
et menacent la vie des hommes et des bestiaux, ou
lorsqu'elle est appliquée à la prospérité d'une grande
industrie; par exemple, au commerce des fourrures
dans le Nord. Mais lorsqu'elle n'a d'autre utilité que
d'alimenter le luxe de nos tables, d'irriter notre sen-
sualité dépravée, et de fournir à l'homme une gym-
nastique si facile à remplacer par d'autres exercices
plus sains et plus sûrs, elle n'est qu'un exercice bar-
bare. Quelle abominable lâcheté que la morale du
chasseur! Il attaque avec fureur ce qui fuit; il tue
impitoyablement ce qui se rend ou ne se défend pas.
Saint-Foix trouve atroce cette phrase que des dames
ont si souvent répétée à la cour des grands : *Nous
avons eu le plaisir de nous trouver à la mort du cerf.*
Ces principes sont moins applicables à la pêche.
L'organisation des poissons diffère tant de la nôtre,
qu'ils ne peuvent pas nous inspirer le même intérêt.
Haller pensait que lorsque les hommes devenus plus
nombreux sur la terre, et dégoûtés des nourritures

Ces vues de morale publique n'avaient point échappé aux anciens. Il fut long-temps défendu à Athènes de sacrifier le bœuf, compagnon des travaux de l'homme. Les Romains, qui avaient pour cet animal une reconnaissance proportionnée à l'étendue de ses services, avaient réglé jusqu'à la longueur du sillon qu'il était permis de lui faire tracer. Varron, Pline, Columelle assurent que l'exil était la moindre peine infligée à ceux qui se rendaient coupables de la mort d'un animal si utile. En Angleterre, celui qui est convaincu d'avoir maltraité sans motifs raisonnables un animal quelconque, est condamné à une amende assez forte, au profit du dénonciateur. A Sparte, un enfant fut condamné à mort pour avoir

---

végétales, qui ne suffisaient plus d'ailleurs à leur consommation, cherchèrent leurs moyens de subsistance dans des classes supérieures du règne organique : c'est par le poisson que commença cette extension donnée à leur régime.

plumé un oiseau vivant. Les juges furent persuadés sans doute qu'une insensibilité portée à ce point, dans un âge aussi tendre, présageait un monstre destiné à devenir le fléau de la société. Il ne faut pas s'y tromper, l'État est plus intéressé qu'il ne semble d'abord, à réprimer de pareils excès. C'est en frappant les animaux qu'on s'endurcit le cœur, et qu'on apprend à mépriser la vie des hommes (1).

Le sujet du huitième et dernier cahier sort de la compétence administrative. C'est au prince, c'est au législateur lui-même qu'il s'adresse. Il s'agit des lois et des ordonnances à faire pour régler, de la manière la plus avantageuse à la chose publique, l'enseigne-

____

(1) Beaumarchais voyant un voiturier inhumain, qui assommait de coups un pauvre cheval, lui cria avec force : *Arrête donc, malheureux! Tu traites cet animal comme si c'était un homme!* Sarcasme amer qu'il a reproduit plus tard dans son chef-d'œuvre dramatique, mais avec moins d'intérêt et de vivacité!

ment de la Médecine, de la Chirurgie, de la Pharmacie, de l'art vétérinaire; l'instruction à donner aux Sage-femmes, aux Garde-malades, aux Infirmiers; instruction trop bornée jusqu'à présent, presqu'entièrement livrée aux vues de l'autorité locale, et qu'il faudrait, ce me semble, faire émaner de plus haut, et comprendre dans une organisation générale du service de santé. La taxe des médicamens est usitée dans quelques provinces d'Allemagne, et rien de mieux vu sans doute dans un pays où le nombre des pharmaciens est déterminé pour chaque ville, pour chaque canton. Il ne faut pas que le privilége en vertu duquel ils exercent, mette le public à leur discrétion. La taxe relative aux remèdes offre donc pour l'Allemagne plus d'avantages que d'inconvéniens. Il n'en est pas de même en France, où la libre concurrence est permise, et où par conséquent la taxe ne peut être le sujet d'une question.

D'ailleurs, que de circonstances font varier d'une année à l'autre le prix des drogues, telles que la difficulté ou la liberté des communications, l'état de guerre ou de paix, les entraves ou les facilités dont le commerce est l'objet, les importations et les exportations permises ou défendues, le changement dans les droits perçus par les douanes, etc.! Quant aux honoraires du médecin, du chirurgien, et de tous ceux qui exercent d'une manière subalterne un service de santé quelconque, le sujet est plus délicat, plus difficile à traiter. On peut convenir seulement de quelques données générales.

Les pauvres ne doivent rien sur la terre ; mais leur dette est écrite dans le ciel, où elle sera un jour acquittée. Les bonnes œuvres du médecin à cet égard, sont des grains précieux qu'il sème dans ce monde, et dont la moisson croît, s'élève et mûrit pour lui dans l'autre. Les riches sont tenus de payer et de bien payer. Le réglement des intérêts doit être déterminé ici, d'une part, d'après la réputation du médecin employé ; et, de l'autre, d'après la fortune du particulier qui l'emploie. Il serait cependant nécessaire de trouver une base plus fixe, plus positive, pour établir les droits de chacun, et prévenir dans quelques circonstances déplorables, la mauvaise foi des uns, et la cupidité des autres, deux sources de débats judiciaires les plus scandaleux. A ces considérations se rapportent encore les récompenses, primes, distinctions, exemptions, titres et charges honorifiques dont le chef de l'État peut se réserver l'emploi pour l'appliquer à de longs services, aux actes de dévouement et de courage dans des cas de pestes et d'épidémies meurtrières; au zèle apporté dans l'exercice des pratiques utiles, telles que la vaccine ; aux hommes que le témoignage de l'autorité indiquerait au prince pour avoir sauvé et rendu à la vie un plus grand nombre d'individus asphyxiés ou grièvement blessés sur la voie publique, etc.

J'en ai dit assez, et l'on peut voir à présent en quoi consiste la science qu'on appelle *Police médicale*, tous les grands intérêts qu'elle embrasse, toutes les grandes questions d'Economie politique qui viennent s'y rattacher. Les Gouvernemens ne sauraient donc trop en favoriser l'enseignement, et les administrations ne peuvent rester indifférentes à une étude dont le sujet forme une partie de l'éducation ou de l'instruction administrative. Mais que de connaissances variées doit réunir le Médecin qui veut suivre dans ses inombrables rameaux cette seule branche de son art (1)! La Médecine pratique

______

(1) J. J. Rousseau, vers la fin de sa vie, disait à Bernardin-de-St.-Pierre, qui nous a conservé ses propres paroles: Si j'avais le temps de donner une

exige sans doute beaucoup de talent
et de sagacité. Il en faut aussi beaucoup pour la Police médicale, et celle-
ci demande, en outre, plus d'instruction et de savoir. Le médecin qui se
livre à ce genre de recherches, doit
avoir des notions étendues en Physique,
en Chimie, en Histoire naturelle, en
Technologie, en Statistique, en Economie politique, et dans la partie de
la science législative qui, chez les différens peuples, se rapporte à la salubrité publique. Il faut même qu'il ne
soit pas tout-à-fait étranger aux détails de l'administration.

C'est ici le cas de faire connaître
plus particulièrement les raisons qui
m'ont porté à écrire sur la Police médicale. J'exposerai en peu de mots ces

---

dernière édition de mes ouvrages, j'adoucirais tous
les traits amers que j'ai lancés contre les médecins ;
ils sont, dans tous les pays du monde, les hommes
les plus honnêtes et les plus instruits.

raisons, qui peuvent servir d'excuse à ma témérité.

Nommé en 1819 Juge-de-paix suppléant dans le 2.ᵉ arrondissement de Lyon , j'avais eu l'occasion , lorsque je remplaçais, dans cette utile et modeste magistrature , M.ʳ le Juge-de-paix (1) absent ou malade , de réfléchir aux rapports de la Médecine avec l'administration judiciaire. Déjà quelques études antérieures avaient dirigé mes idées vers un but plus grand, plus général que celui qui s'offre communément au médecin dans l'exercice ordinaire de ses devoirs. En 1817, alors âgé de 40 ans, après un voyage en Suisse, où j'avais eu l'avantage de me lier avec plusieurs savans étrangers du premier mérite, je changeai quelque chose à mon plan d'étude. Je résolus

____

(1) M.ʳ de Vouges-de-Chanteclair, le plus intègre des hommes , et le juge-de-paix le plus instruit que je connaisse.

d'apprendre l'allemand, la première
sans contredit des langues vivantes,
et j'y étais déterminé par la considération que cette littérature est une clef
qui ouvre aujourd'hui aux plus hautes
doctrines philosophiques. Mais je renonçai bientôt à ce projet, en pensant
que cette langue est pour un français
aussi difficile à apprendre que le latin,
et qu'à l'âge où j'étais arrivé la mémoire devenant plus synthétique n'est
plus aussi propre à retenir des signes
ou les idées simples qu'ils représentent.
Je jugeai donc que je ferais un emploi
plus profitable de mon temps en ap-
prenant une science utile, et qui fût
nouvelle pour moi. Mon choix fut
bientôt fait : j'étudiai l'Economie politique dont j'avais déjà quelques notions
vagues ; et je ne cessai de lire depuis
cette époque les ouvrages remarquables
en ce genre, publiés par les Anglais,
les Italiens et les Français. Enfin, en
juillet 1823, appelé au Conseil de sa-

lubrité par M.^r le comte de Brosses, Préfet du département du Rhône, administrateur habile, et l'un des plus éclairés qui aient occupé cette importante préfecture, je renonçai à mes fonctions de Juge-de-paix suppléant; et ma démission d'abord refusée, par une faveur infiniment flatteuse dont je sens tout le prix, fut acceptée d'après mes nouvelles instances, vers la fin de la même année. Ma vocation pour la Police médicale, si je peux m'exprimer ainsi, fut alors absolument décidée. Toutes mes vues, toutes mes pensées se tournèrent vers cette belle et utile science.

Tel est le concours de circonstances qui a donné lieu à ce travail. Si j'en informe le lecteur, ce n'est ni par vanité, ni par ostentation, ni pour l'entretenir de moi. J'ai voulu seulement lui exposer ma compétence à traiter le sujet que j'ai choisi, montrer la liaison de ce sujet avec mes études habituelles depuis sept ans, et lui prouver enfin que je ne suis pas tout-à-fait indigne de sa bienveillance dans mes efforts pour le servir et pour lui plaire.

Lyon, 6 juin 1824.

LYON, IMPRIMERIE DE J. M. BOURSY.